# REMARQUES

SUR

# L'HYDROCÉPHALE INTERNE,

OU

# HYDROPISIE

## DES VENTRICULES DU CERVEAU:

LUES A LA SOCIÉTÉ MÉDICALE DE LONDRES,

PAR LE CÉLEBRE JOHN FOTHERGILL;

TRADUITES DE L'ANGLAIS

PAR F. E. BIDAULT DE VILLIERS, D. M. P.

AVEC DES NOTES ET ADDITIONS DU TRADUCTEUR.



Forsan miseros meliora sequentur.
VIRG.

A PARIS,

CHEZ
MEQUIGNON, l'aîné, libraire, rue des Cordeliers.
CROULLEBOIS, libraire, rue des Mathurins.
GABON ET C.e, libraires, rue de l'École de Médecine.

1807.

# AUTRES OUVRAGES

## DE M. BIDAULT DE VILLIERS.

### *Chez* CROULLEBOIS.

Tableau de l'ancienne Dénomination et des trois nouvelles Nomenclatures des Muscles de l'Homme. *in*-8. 75 c.

### *Chez* MÉQUIGNON.

Essai sur les Propriétés médicinales de la Digitale pourprée, seconde édition. *in*-8. 1 fr. 75 c.

### *Sous Presse.*

Traité de la Fièvre simple, par George Fordyce; traduit de l'anglais sur la seconde édition, par le même.

Observations pratiques sur les Causes et le Traitement de l'Hydrocéphale, par Th. Percival; traduit de l'anglais par le même.

# PRÉFACE

## DU TRADUCTEUR.

Les ouvrages du D.r Fothergill sont si avantageusement connus et si généralement estimés des philosophes et des médecins, qu'il seroit inutile et même superflu d'en faire ici l'éloge. Ce qui les rend surtout inappréciables aux yeux des connoisseurs, c'est qu'ils sont le résultat d'une longue et heureuse pratique, et par conséquent qu'ils ont eu pour base l'expérience et l'observation.

L'empressement avec lequel le public a accueilli le Mémoire de ce grand praticien, dont la traduction a été publiée par M. le D.r Petit-Radel, prouve qu'en France, aussi bien qu'en Angleterre, on sait goûter et apprécier les ouvrages qui respirent une instruction solide, et qui ont été entrepris ou exécutés par des hommes doués du véritable génie de l'art de guérir.

Les remarques suivantes m'ont paru d'autant plus intéressantes, qu'elles offrent dans un petit nombre de pages un tableau fidèle et vrai d'une maladie redoutable, plus commune qu'on ne le croit généralement, et dont l'existence n'est pas même soupçonnée par le commun des praticiens. L'ignorance coupable et profonde qui règne à cet égard (1) chez un grand nom-

---

(1) Le fait suivant, qui m'est particulier, me paroît très-propre à confirmer cette assertion, qui n'est malheureusement que trop vraie. Je fus appelé dans une petite ville de province, où je me trouvois alors, pour voir une jeune demoiselle qui avoit été soignée depuis plusieurs jours par un chirurgien ayant la confiance de la maison. Je reconnus bientôt, lorsque je l'eus examinée avec attention, que sa maladie, qui étoit une hydrocéphale interne, avoit fait des progrès trop avancés pour espérer d'en obtenir la guérison. Comme c'étoit une fille unique, fort intéressante pour son âge, et à laquelle tous ses parens étoient très-attachés, on me demanda avec empressement ce que je pensois de son état. Je ne dissimulai point que sa maladie, dont on avoit méconnu le caractère, étoit parvenue à une période où tous les secours de l'art sont impuissans. On me tourmenta beaucoup pour en dire le nom; on me fit mille questions.

bre de ceux qui exercent la médecine ou la chirurgie, m'a tellement frappé, que je me suis décidé à donner la traduction qui suit, en attendant que je puisse faire connoître les recherches qui me sont propres, et que je me propose de publier.

Pour contribuer plus efficacement à remplir un but qui me paroît louable, et que mon amour pour l'art de guérir m'a seul inspiré, je vais tâcher de suppléer ici et dans les notes que

---

pour en connoître la nature, auxquelles je ne répondis qu'indirectement, me gardant bien de prononcer le mot d'hydrocéphale, qui m'auroit à coup sûr fait passer pour un sot et un ignorant, soit aux yeux des parens qui avoient mis le nez dans quelques livres de médecine; soit aux yeux des médecins du pays, qui auroient cru, les uns et les autres, que j'aurois voulu parler de l'hydrocéphale chronique, et qui n'ayant trouvé aucun trait de ressemblance entre cette affection et celle de la malade en question, m'auroient accusé de m'être trompé moi-même. Je m'abstins donc de parler, et, au lieu de prendre un ton affirmatif, et de blâmer la conduite de celui qui m'avoit précédé, je pris le parti qui me parut le plus sage, c'est-à-dire, celui de me taire.

je joindrai au corps de l'ouvrage, aux omissions qui s'y trouvent. L'époque à laquelle il a paru pour la première fois (1771) étant déjà éloignée, et plusieurs médecins recommandables ayant publié des écrits (1) assez étendus sur le sujet qu'il embrasse, je profiterai de leurs travaux qui me sont assez bien connus, ainsi que des observations qui m'appartiennent, pour réparer de mon mieux les omissions quelquefois volontaires du D.r Fothergill. De cette manière j'aurai l'avantage de rassembler, dans un cadre étroit, et dans le moins d'espace possible, ce qu'on sait de plus intéressant sur cette maladie : avantage qui n'est pas peu considérable pour les lecteurs qui se laissent facilement effrayer par la grosseur du volume, et rebuter par l'abondance des matières.

QUOIQU'IL n'y ait pas de maladie dont les symptômes pathognomoniques soient plus équi-

(1) Le seul bon Traité que nous ayons en françois sur cette matière, est celui du D.r Odier (de Genève), inséré dans les Mémoires de la Société royale de Médecine.

voques et moins certains, cependant plusieurs auteurs ont regardé les suivans comme propres à la caractériser : la céphalalgie qui se fait sentir au sommet de la tête ou aux tempes, la dilatation des pupilles (1), la stupeur, la nausée, le vomissement, la constipation, la lenteur extraordinaire ou l'irrégularité du pouls, les convulsions.

D'autres ont prétendu que l'hydrocéphale est particulière aux enfans, et qu'on la rencontre rarement au-dessus de douze ou quatorze ans. Cette assertion est généralement fausse (2), quoiqu'il soit vrai néanmoins que les enfans y sont plus sujets que les adultes et les personnes d'un âge avancé. On a remarqué (3) qu'elle attaque

(1) La manière particulière dont elles se contractent dans cette maladie, a été nommée oscillation convulsive par M. Odier, et mise au nombre des signes qui lui sont particuliers.

(2) MM. Huck, Fothergill et Lettsom l'ont observée chez des individus de tout âge.

(3) On a remarqué aussi que, dans l'enfance, elle est à

de préférence les scrofuleux et les rachitiques; les enfans robustes, vifs, sanguins, nerveux, sujets aux affections spasmodiques ou convulsives; qu'il y a des familles dont elle moissonne presque tous les rejetons (1) à une certaine époque de la vie : ce qui sembleroit prouver qu'elle dépend, dans bien des circonstances, plutôt de la constitution que d'une affection locale ou accidentelle.

L'été est la saison la plus favorable à son développement, et celle où on l'observe le plus ordinairement, soit que les grandes chaleurs diminuent, comme l'a remarqué Cirillo, la force absorbante du système lymphatique; soit que ces chaleurs, en rendant le système nerveux

---

peu près commune aux deux sexes; mais que, passé ce temps, elle est particulière aux filles. Je ne garantis point l'authenticité de cette observation, quoiqu'elle soit appuyée de témoignages dignes de foi.

(1) Cette observation n'a point échappé à M. le D.r Odier, qui s'est aperçu que la disposition à l'hydrocéphale étoit plus grande dans certaines familles que dans d'autres.

plus susceptible, disposent aux maladies nerveuses et cérébrales.

On l'a attribuée à des lésions du cerveau, produites par des coups ou des chutes; à des tumeurs squirreuses ou à des excroissances de la partie interne du crâne; au peu de consistance ou à la foiblesse de l'organe encéphalique; à la débilité générale et à l'appauvrissement du sang.

Rien ne contribue davantage à embarrasser les jeunes praticiens que la nature de ses symptômes assez équivoques, et les opinions souvent opposées (1) des auteurs, relativement à sa cause prochaine. Le D.r Beddoes croit qu'elle est inflammatoire (2), et qu'à sa première période il faut saigner aussi copieusement que dans la péripneumonie. On doit, dit-il, impu-

---

(1) Il faut convenir pourtant que si l'on recueille les suffrages, on trouvera que la majorité est pour l'inflammation.

(2) Cette idée avoit été émise par MM. Quin et Patterson, bien avant que le D.r Beddoes l'eût adoptée.

ter l'épanchement aqueux qu'on trouve après la mort, à la foiblesse des absorbans, produite par l'inflammation. Le D.[r] Withering observe que, dans le plus grand nombre des cas, l'inflammation lente du cerveau ou la congestion du sang, précède l'épanchement de sérosités. Le D.[r] Rush pense qu'au lieu d'être idiopathique, on doit la considérer comme étant la suite d'une phlegmasie primitive du cerveau. Il paroît, dit-il, que le premier stade de cette maladie, est l'effet d'une inflammation moins violente (1); mais de même nature que celle qui constitue la frénésie (2), et que son second stade est produit par une effusion de lymphe de même espèce que celle qui occasionne l'apoplexie séreuse chez les adultes. Le

---

(1) Approchant de la même nature que l'inflammation chronique de Cullen, et asthénique de Brown.

(2) M. le D.[r] Gilchrist a prétendu que lorsque la cause de cette maladie n'étoit pas bien violente, elle pouvoit produire une fièvre nerveuse, et à laquelle on donne quelquefois le nom de fièvre vermineuse.

D.[r] Darwin suppose que la cause de l'hydrocéphale interne est due au défaut d'activité ou à l'engourdissement des vaisseaux absorbans du cerveau; il avoue cependant que cet état des absorbans peut souvent n'être qu'un effet secondaire. M. Jadelot, médecin françois, la regarde comme une maladie essentielle, et l'attribue à une augmentation d'exhalation (1) de la sérosité qui lubréfie les ventricules du cerveau. On verra ci-après l'opinion du D.[r] Fothergill. Au reste, toutes ces théories, ou, pour mieux dire, ces hypothèses, qui sont plus ou moins vraisemblables, auroient besoin, pour en imposer, d'être étayées par des preuves solides ou des faits avérés : jusque-là on doit les considérer comme des conjectures plus ou moins probables.

La grande analogie qu'il y a entre les symptô-

---

(1) Selon la remarque de Whytt, la cause de toutes les hydropisies est la même, et consiste en ce que les artères exhalantes versent une plus grande quantité de fluide que les absorbans n'en peuvent reprendre et résorber.

-mes caractéristiques de l'inflammation, et ceux qui forment le plus ordinairement la première période de l'hydrocéphale interne, jointe aux bons effets que produit souvent la saignée (1), paroît prouver, jusqu'à un certain point, que cette maladie est, dans la plupart des cas, de nature inflammatoire, et qu'elle est bien rarement asthénique. Depuis le D.r Whytt, qui a, le premier, indiqué cette division, on la divise généralement en trois stades.

Le premier, lorsqu'il y a inflammation ou augmentation d'action du cerveau, est marqué par différens symptômes fébriles (2), tels que

---

(1) Les effets de la saignée sont d'autant plus marqués et plus durables, qu'on l'emploie de bonne heure et à propos : faite trop tard, elle ne procure qu'un soulagement momentané, et peut même être nuisible par l'affaissement qu'elle produit.

(2) Quelquefois son invasion est lente ; d'autres fois elle est subite, et d'autant plus vive que le sujet est plus vigoureux. On l'a vue précédée d'une couleur pâle de la peau, d'amaigrissement, etc. Le plus généralement elle débute

la langueur, l'indolence, la perte d'appétit, la nausée, le vomissement, la sécheresse de la langue, la chaleur de la peau, la rougeur de la face, le mal de tête, le battement des artères temporales, et la vîtesse du pouls. En outre, tous ces symptômes s'exaspèrent vers le soir, et s'appaisent un peu sur le matin.

Lorsque le cerveau n'est point affecté d'inflammation, plusieurs de ces phénomènes manquent. Il y a alors abattement, perte d'appétit, des douleurs sus-orbitaires : les tégumens du crâne sont sensibles au toucher; le malade désire son lit, craint le mouvement et la lumière; il a des nausées, des vomissemens qui paroissent tous les jours ou par jours alternatifs; de la constipation, ou une diarrhée bilieuse ou verdâtre; il porte machinalement ses mains à sa tête ou à son front; l'urine ne présente aucun caractère constant.

Dans le second stade, l'enfant crie sans pou-

---

tout d'un coup et sans être précédée d'altération sensible dans la santé.

voir en assigner la cause ; son sommeil est interrompu; les pupilles sont considérablement dilatées, peu contractiles, et peu sensibles à la lumière; il éprouve un engourdissement léthargique, accompagné de strabisme ou de vision double; son pouls devient lent (1) et inégal, souvent intermittent; la chaleur, qui d'abord étoit douce, diminue et augmente d'une manière sensible, et par momens.

Dans le troisième stade, le pouls reprend son caractère fébrile; il acquiert une vîtesse extraordinaire et très-variable; la respiration est entrecoupée de soupirs; la langue devient rouge comme si elle alloit se couvrir d'aphtes; la déglutition est difficile; il y a affection comateuse, et par fois des convulsions, des grincemens de dents, des sueurs qui ne soulagent point, et enfin un état d'immobilité dont rien ne peut tirer le malade.

Tous les auteurs s'accordent à dire que le

(1) Whytt l'a vu réduit à quarante et cinquante pulsations par minute.

prognostic de cette affection est extrêmement fâcheux, que la cure en est difficile (1), et qu'elle ne se guérit qu'autant qu'un médecin exercé à la reconnoître dès son principe, s'efforce d'y apporter remède aussitôt; que lorsqu'elle a fait un certain progrès, elle est presque toujours décidément incurable.

Sa durée varie suivant l'intensité des causes, la violence des symptômes, la force des sujets; le plus ordinairement elle est de quatorze, vingt-un ou quarante jours.

A l'ouverture des cadavres, on trouve communément un épanchement d'eau dans les ven-

---

(1) Quelques-uns, tels que Whytt, Nisbet, Thomas, etc., prétendent même qu'elle est entièrement au-dessus des ressources de l'art; et que lorsqu'on a cru l'avoir guérie, on s'étoit trompé sur sa nature et son diagnostic. Cette opinion, qui étoit aussi celle de M. Camper, l'a porté à conclure qu'il ne falloit rien faire, de peur d'aggraver le sort des malades, ou d'abréger leur vie. Je ne suis pas de son avis : il vaut mieux employer des remèdes dont le succès est douteux et tout à fait incertain, que d'abandonner des malheureux à une mort assurée.

tricules du cerveau, qui quelquefois est en petite quantité, et d'autres fois est considérable. Dans ce dernier cas, la voûte à trois piliers est soulevée à sa partie antérieure, et communique par cet endroit avec les ventricules latéraux. La sérosité (1) épanchée est plus claire et plus limpide que celle des autres hydropisies; dans quelques circonstances, elle contient une très-petite proportion de lymphe coagulable; dans d'autres, elle en est parfaitement exempte. Dans certains cas, et lorsque l'épanchement est peu considérable, la substance du cerveau a paru endurcie, dans d'autres ramollie. Par fois cet organe a été trouvé gorgé de sang, ou parsemé de tumeurs (2) d'une grosseur variable et d'un caractère particulier (3). Dans quelques

---

(1) M. Wil. Nisbet a évalué de quatre à six onces, le poids commun de cette sérosité, qui, dans quelques cas, est très-copieuse.

(2) MM. Jadelot et Mongenot, médecins de l'hôpital des Enfans malades de Paris, ont observé souvent ce genre de lésion.

(3) M. le D.[r] Laennec pense que les tumeurs sont

occasions, les plexus choroïdes et la portion d'arachnoïde qui tapisse les ventricules, ont paru affectés. Enfin, il est des cas où l'on n'a pu apercevoir d'autre lésion, qu'un développement du cerveau extraordinaire et disproportionné avec la cavité du crâne.

Le traitement de cette maladie se compose en général des saignées, et surtout des saignées (1) locales; des purgatifs, spécialement choisis parmi les drastiques et les mercuriaux; des émétiques tirés de la classe des antimoniaux et des

---

formées par une matière tuberculeuse, et de même nature que les tubercules qui produisent la phthisie pulmonaire.

(1) M. Odier n'a jamais osé hasarder la saignée; il s'est borné à faire appliquer une ou deux sangsues aux tempes, et n'en a aperçu aucun bon effet: d'après cela il a conclu que cette espèce d'évacuation étoit inutile et même dangereuse. Je ne dis point qu'elle soit utile dans toutes les périodes de la maladie; mais je puis assurer en avoir vu des effets merveilleux, lorsqu'elle est employée de bonne heure, et chez des sujets robustes, vifs, et bien portans avant l'invasion de la douleur.

scilitiques; des diurétiques, tels que le nitre, la digitale (1), etc. ; des anodins, et des antispasmodiques (2) les moins chauds ; des vésicatoires (3) ; des rubéfians, des pédiluves irritans ; des sternutatoires et des salivans ; des embrocations, des frictions mercurielles ou excitantes ; enfin, selon quelques praticiens, des topiques froids appliqués sur la tête et souvent renouvelés, de l'électricité, du galvanisme.

Je ne puis faire ici qu'indiquer d'une manière générale le traitement convenable, laissant aux

---

(1) Un médecin anglois, digne de foi, a obtenu du succès avec la digitale unie à l'opium et au mercure doux. Voyez, pour plus amples détails, mon Essai sur la Digitale pourprée, 3e. *édit.*

(2) Les éthers, les fleurs de zinc, le musc, le carbonate d'ammoniaque, etc.

(3) On a recommandé, dans ces derniers temps, de les appliquer sur le trajet des sutures. Ce conseil ne peut être nuisible ; mais pour que les vésicatoires soient de quelque utilité, il est nécessaire de les promener, pour ainsi dire, sur les différentes parties qui avoisinent la tête.

gens de l'art la direction et les moyens qu'ils doivent adopter de préférence ou rejeter.

On sent parfaitement qu'il faut varier les préscriptions, selon les différentes périodes, selon la constitution des sujets, enfin suivant l'âge et les diverses indications qui se présentent. Je crois que c'est une précaution sage de commencer, dans les cas douteux, par donner, ainsi que le recommande le D.r Fothergill, les vermifuges : c'est le vrai moyen de lever les doutes et les incertitudes. Toutefois il est prudent de ne recourir qu'à ceux de ces remèdes qui sont le moins échauffans : au mercure doux, par exemple, aux huileux, aux purgatifs. En agissant de la sorte, on satisfait à deux indications à la fois ; et, au lieu d'aggraver la maladie, on l'allége lorsque cela est possible. Que si l'on s'obstine à ne voir que des vers, et qu'on insiste sur les anthelmintiques âcres et irritans, comme je l'ai vu arriver dans plus d'un cas, non-seulement on s'ôte toutes les ressources; mais encore on perd un temps précieux, et l'on conduit infailliblement le malade au tombeau.

*N. B.* Je trouve dans les notes que j'ai recueillies à ce sujet, avec assez d'exactitude, depuis plusieurs années et d'après quelques observations authentiques tirées des auteurs (1), auxquelles j'ai joint celles qui me sont propres, le résultat suivant, qui n'est pas encore suffisant pour donner une idée bien exacte de la mortalité, de la fréquence, de la durée, etc. de l'hydrocéphale, mais qui peut déjà en fournir un aperçu approximatif. De trente-sept individus qui ont été suivis avec soin, et parmi lesquels il s'en est trouvé depuis l'âge d'un an et au-dessous jusqu'à trente inclusivement, vingt-deux sont morts, et quinze ont été guéris: dans ce nombre il y a eu vingt mâles, et dix-sept personnes du sexe. La durée moyenne de la maladie a été en général de trois semaines; elle a atteint presque la moitié des sujets en

---

(1) Les sources où ces observations ont été puisées, sont les *Medical Inquiries and Observations*, etc.; les Commentaires du D.r Duncan, le Journal de Médecine de Londres, les Mémoires de la Société médicale de la même ville, les Lettres et Essais du D.r Monro.

question avant l'âge de six ans; mais l'époque de sa plus grande fréquence a été manifestement de deux à cinq ans; puisque dans cet espace de temps le tiers de tous ces individus a été attaqué.

Ce résultat est, comme l'on voit, bien différent de celui qu'ont obtenu MM. Whytt et Watson, puisque sur plus de trente malades ils n'ont pu en sauver qu'un seul. M. Odier a été plus heureux : il est parvenu à en guérir quatre; et, au lieu de juger l'hydrocéphale une maladie absolument incurable, il a estimé que, d'après ses propres observations, il périssoit à peu près trois individus sur quatre de ceux qui en étoient atteints. On vient de voir, par l'espèce de relevé qui précède, que la mortalité est encore moins considérable que ne l'avoit indiqué M. Odier, et que, lorsque les malades sont pris à temps, il n'en meurt guère que deux sur trois. On a donc été mal fondé à croire et à dire que l'hydrocéphale interne étoit un mal incurable, et contre lequel l'art étoit totalement impuissant.

# REMARQUES

## SUR

# L'HYDROCÉPHALE INTERNE.

## A LA SOCIÉTÉ MÉDICALE (1).

MESSIEURS,

IL y a long-temps que je me proposois de vous offrir quelques détails sur une maladie qui est plus fréquente, à ce que je crois, qu'on ne le pense généralement, et qu'on confond souvent avec une autre qui paroît lui ressembler à plusieurs égards, et qui cependant provient d'une cause très-différente; mais je dois vous avouer qu'il n'est pas en mon pouvoir d'assigner aucun moyen probable de guérison (2) à cette

---

(1) Extrait des *Med. Obs. and Inq.*, vol. IV.

(2) Quoique depuis le D.[r] Fothergill, l'art n'ait pas fait des progrès bien manifestes relativement à la guérison de cette maladie, on ne peut se dissimuler cependant qu'on ne soit parvenu plusieurs fois à la guérir. Tout récemment encore un médecin anglois s'est attaché à prouver qu'on pourroit la guérir souvent, si on la reconnoissoit de bonne heure.

maladie dont je vais m'occuper : elle a éludé tous mes efforts aussi bien lorsque j'ai été appelé seul, que quand je me suis trouvé en consultation avec les plus habiles gens de la faculté. Tout ce que je prétends faire, c'est de donner une idée de cette maladie qui puisse servir à la reconnoître lorsqu'elle se présente dans la pratique, et à former un prognostic sur sa marche et son issue, propre à justifier les praticiens envers eux-mêmes et envers les familles dans lesquelles des accidens aussi fatals se rencontrent.

J'ai profité de l'histoire qu'a donnée de cette affection le D.r Robert Whytt, et qui est consignée dans un traité à la fin de ses œuvres publiées dernièrement. Ce docteur a plus contribué à éclaircir cette matière qu'aucun des écrivains que je connoisse. On verra, par ce que j'ai à dire sur ce sujet, que nous sommes parfaitement d'accord relativement au siége, à la plupart des symptômes, et à la fatalité de cette maladie, et que néanmoins nos observations nous ont portés à tirer des conclusions qui diffèrent à quelques égards.

La maladie avec laquelle celle dont je traite a la ressemblance la plus voisine, est celle qu'on suppose produite par les vers (1); ce qui augmente

(1) Les principaux symptômes de la constitution vermi-

encore le degré de ressemblance, c'est qu'elles sont l'une et l'autre, en grande partie, propres au même âge. J'ai rarement rencontré l'hydrocéphale chez des sujets au-dessous de trois ans; le plus souvent je l'ai vue arriver, dans le cours de ma pratique, de cinq à dix; deux ou trois fois de dix à trente, et deux autres fois entre soixante-dix et quatre-vingt-dix ans. Les quatre derniers individus que j'en ai vus attaqués, étoient des jeunes filles; les premiers étoient en général de jeunes garçons : ni les uns ni les autres en particulier n'avoient été mal portans avant l'invasion

---

neuse sont : la céphalalgie, qui occupe le front, et spécialement le dessus des orbites; les tintemens d'oreille, la surdité, l'assoupissement, les terreurs nocturnes, la douleur des lombes et des articulations, l'anxiété précordiale, la fétidité de l'haleine, la saleté de la langue, la démangeaison, le saignement de nez, l'appétit irrégulier, l'urine trouble, le pouls intermittent, la diarrhée, les vomissemens, la dilatation de la pupille, les yeux tantôt très-brillans, tantôt remplis de larmes, les douleurs pleurétiques, les convulsions, les grincemens de dents.

On a prétendu que la dilatation de la prunelle dépendoit exclusivement des lombrics, et que son resserrement étoit produit par les ascarides. *Voy.* Van-Den-Bosch.

Le D.r Home dit avoir observé que la tuméfaction des ailes du nez et de la lèvre supérieure est un signe certain de la présence des vers.

de cette maladie. Ils avoient presque tous eu la petite vérole, et même la rougeole; mais sans qu'il y eût de raison de soupçonner que ces exanthêmes eussent laissé quelque germe de cette terrible affection.

Par l'effet du hasard plusieurs de ceux qui les premiers ont été confiés à mes soins dans cette maladie, étoient ou des favoris de leur famille, ou l'unique espoir de leurs parens. Je ne parle point de cette circonstance comme ayant quelque rapport avec mon sujet lui-même, mais comme d'une cause qui m'a empêché d'apprendre aussitôt que je l'aurois désiré, quelle étoit la nature de la maladie. Il étoit difficile de demander, et plus difficile encore d'obtenir la permission, dans des cas aussi épineux, d'examiner les cadavres. A la fin cependant je réussis, et dans plusieurs dissections je découvris la même chose, c'est-à-dire, un amas de lymphe claire et limpide, du poids de 2, 3, ou 4 onces à peu près, situé dans les ventricules du cerveau, sous le corps calleux, d'où il étoit impossible de l'évacuer à l'aide des médicamens ou des opérations que nous connoissons quant à présent.

J'attribuai à la présence des vers le premier cas que je rencontrai, et je me crus à l'abri de tous reproches en administrant les vermifuges les plus efficaces qui m'étoient connus, prescrivant toutefois les autres remèdes que les circonstances particulières paroissoient exiger. Lorsqu'il se présenta un autre cas semblable, je pris aussitôt l'alarme et je demandai du secours; mais nous fûmes aussi infortunés que je l'avois été précédemment. Pendant plusieurs années consécutives j'ai eu occasion de voir un et quelquefois deux de ces objets malheureux; depuis quelque temps il ne s'en est pas présenté tout à fait aussi souvent, quoique je déplore maintenant un malheur de cette espèce, qui a privé les membres d'une grande et honorable famille du seul mâle qui étoit parmi eux.

J'ai vu deux ou trois circonstances dans lesquelles cette affection paroissoit parvenue à son dernier degré, et cependant les malades se rétablirent heureusement. Dans ces cas les accidens étoient produits par les vers(1), et furent guéris

---

(1) Il n'y a pas bien long-temps que j'eus occasion de voir un jeune sujet dont la maladie étoit produite par les vers, et dont les signes extérieurs paroissoient indiquer l'hydrocéphale. Il étoit âgé de cinq ans, et venoit d'avoir la rougeole, dont il étoit assez bien guéri. Tout à coup il se plaint d'avoir mal à la tête et au ventre, et veut se coucher. Bientôt la fièvre se manifeste avec des vomissemens et des exacerbations fréquentes; la langue est blanchâtre, l'appétit anéanti; le ventre, sans être douloureux, est sensible au

par les anthelmintiques. J'avois été porté à juger, d'après les apparences qui étoient parfaitement semblables à celles qui ont lieu dans l'hydrocéphale, que la maladie étoit la même et j'en avois porté un prognostic défavorable.

Le D.r Whytt suppose que le commencement de cette maladie est obscur, qu'elle est généralement quelques mois à se former; qu'après qu'il s'est manifesté quelques symptômes urgens

---

toucher; l'enfant ne peut se tenir levé sans se trouver mal. Le cinquième jour de la maladie, il vomit quelques alimens qu'on lui avoit donnés le matin; il se plaint d'une douleur de tête violente; la fièvre est assez vive, la face animée; il y a constipation. Dans l'après-midi il est pris d'un mouvement convulsif, qui dure une demi-heure : depuis ce moment il perd la parole et la connoissance, pousse des cris aigus, et s'agite continuellement dans son lit. Les yeux sont constamment fermés, la région épigastrique est douloureuse, et il n'avale que ce qu'on lui fait prendre de force avec une cuiller. Le six, l'agitation est moins grande; le malade pousse encore des cris aigus lorsqu'on lui parle ou qu'on le touche; il craint de voir le jour, et n'a pas encore recouvré sa connoissance. Cependant le sept, il rend un ver lombric, fait plusieurs selles, est un peu plus calme, triste, abattu, va de mieux en mieux, et entre bientôt en convalescence.

Je lui avois fait donner la veille des pilules de mercure doux, et les jours précédens une potion éthérée, des boissons nitrées, des lavemens laxatifs.

qui rendent les secours nécessaires, elle continue quelques semaines avant de se terminer d'une manière fatale. Cette opinion diffère en général de ce que j'ai observé jusqu'ici : j'ai vu des enfans qui, selon toute apparence, étoient bien disposés, bien portans, actifs, en être saisis et mourir dans l'espace de quatorze jours environ. J'ai rarement été à même de suivre son début au delà de trois semaines. Nous savons à merveille de quelle manière ceux qui ne sont pas familiers avec ces objets attribuent souvent leur origine à des causes étranges, et les font dater d'époques avec lesquelles ils n'ont aucune connexion. C'est ainsi qu'on attribue chaque maladie dans laquelle un enfant peut tomber durant le cours de plusieurs années, à la petite vérole, à une fièvre vermineuse, ou à quelque autre affection qui a vivement excité les craintes des parens, quoique cette affection se soit terminée heureusement. On ne peut assez se mettre sur ses gardes, lorsqu'on assigne des effets à des causes qui remontent à une époque éloignée.

La plupart de ceux que j'ai vus attaqués de cette maladie se plaignoient d'abord d'une douleur dans quelque partie de la tête ; le plus communément ils fixoient son siége à la nuque du cou et aux épaules, souvent aux jambes, quelquefois mais plus rarement aux bras.

Cette douleur n'étoit pas toujours pareillement aiguë, ni toujours fixée dans le même lieu; par fois elle sembloit n'affecter aucun des membres : alors la tête et l'estomac paroissoient plus malades; et même ils l'étoient toujours plus ou moins depuis le commencement, autant que j'ai pu m'en assurer. Lorsque la douleur étoit dans les membres, le vomissement ou la céphalalgie étoient moins considérables; quand elle avoit son siége dans le cerveau, le malade se plaignoit rarement ou même ne se plaignoit nullement des membres; quelques-uns éprouvoient alternativement des vomissemens et des maux de tête très-violens; d'autres bien disposés et bien gais étoient pris de ces douleurs dans les membres, ou de vomissement, ou de mal de tête léger, au bout d'un petit nombre d'heures, et communément après dîner. On en a vu plusieurs être légèrement incommodés peu de jours avant d'accuser aucune indisposition grave. Ils restent en cet état pendant trois, quatre, ou cinq journées, plus ou moins, selon que les individus sont sains et vigoureux, ensuite la maladie commence à se montrer d'une manière alarmante.

Ils se plaignent ordinairement d'une douleur de tête extrêmement aiguë, profonde, qui se fait sentir au front et s'étend d'un des os temporaux à l'autre. Ils sont en général très-malades par momens, poussent des cris très-touchans (1) et qui se succèdent à de courts intervalles; ils s'assoupissent un peu pendant ces intervalles, respirent d'une manière irrégulière et soupirent souvent lorsqu'ils sont éveillés. Quelquefois leur respiration paroît n'être formée que de soupirs pendant quelques minutes de suite.

Le pouls, qui étoit régulier comme en santé, devient irrégulier à mesure que la maladie fait des progrès ; beaucoup plus lent qu'il ne devroit être d'abord, il acquiert encore plus de lenteur selon que la douleur augmente, et devient aussi graduellement irrégulier, ses pulsations s'exécutant avec une force inégale et dans des temps inégaux. La chaleur des membres est en général tempérée après le premier accès, qui est souvent accompagné de symptômes fébriles, surtout vers le soir et le commencement de la nuit, et jusqu'à la veille ou l'avant-veille de la mort; le pouls acquiert alors une vîtesse extrême, la respiration est profonde, irrégulière et laborieuse, la chaleur excessive et plus générale. La tête est toujours chaude depuis le com-

(1) Hola! la tête! oh! que je suis malade! s'écrient-ils; ou bien ils n'articulent aucun son, et font entendre des gémissemens aigus.

mencement de l'attaque, ainsi que la région précordiale.

Presque tous les symptômes connus pour accompagner une irritation du cerveau paroissent chacun à leur tour. En premier lieu sont, la douleur des membres, le vomissement, et le mal de tête.

Ensuite, le sommeil interrompu et de peu de durée, la respiration entrecoupée, l'irrégularité du pouls, l'impossibilité de dormir, et la dilatation extrême de la pupille.

Les malades n'aiment point qu'on les dérange pour quelque motif que ce soit; ils craignent la lumière, prennent avec avidité ce qu'on leur présente, et ne peuvent se tenir que dans une position horizontale. Ils font moins d'attention aux objets qu'à l'ordinaire; lorsqu'ils sont endormis on aperçoit une grande partie du blanc de leurs yeux, et rien ne les trouble que le mouvement qu'on leur donne; leurs urines s'échappent sans qu'ils le sentent ainsi que leurs excrémens; ils poussent souvent des cris perçans, mais ils ne se plaignent de rien. Ils tiennent assez communément leurs mains vers leur tête. A la fin les paupières se paralysent, l'iris devient immobile; on ne leur cause aucun malaise sensible, si, deux ou trois jours avant qu'ils ne meurent, on élève une de leurs paupières avec le doigt. La chaleur de la tête et du tronc devient excessive; une sueur copieuse se répand par tout le corps ; en même temps la respiration est entrecoupée de soupirs, le pouls tremblotant, et d'une telle vîtesse qu'il est impossible d'en compter les pulsations, et la vie s'éteint par degrés à mesure que les forces diminuent; quelquefois une convulsion termine cette terrible catastrophe.

On voit, en lisant ce récit, qu'il contient plusieurs symptômes communs aux affections vermineuses, à la dentition et à d'autres causes irritantes : peut-être seroit-il assez difficile d'en trouver un propre à caractériser particulièrement cette maladie (1). Les douleurs des membres, le mal de tête continu, et le vomissement me paroissent être les preuves les plus certaines du danger. Ils se manifestent bien dans d'autres maladies des enfans, mais jamais d'une manière aussi constante et aussi uniforme.

Il y a encore une autre circonstance qui est commune, si elle n'est particulière à cette maladi; c'est la constipation. Je ne me rappelle pas

(1) S'il est difficile de trouver un symptôme caractéristique de l'hydrocéphale, on ne peut nier que l'ensemble de tous les phénomènes qu'elle présente, n'ait quelque chose de frappant, et qui est aisément senti par le médecin un peu exercé.

un cas où elle n'ait eu lieu, et où l'on n'ait éprouvé la plus grande difficulté à provoquer la sortie des matières fécales.

Ces matières sont le plus ordinairement d'un vert foncé, onctueuses et mêlées de bile brillante, au lieu que, dans les cas de vers, elles sont visqueuses. Elles ont la plupart du temps une odeur fort désagréable. L'urine ne présente rien de remarquable; sa couleur et ses qualités varient chez les différents sujets, et dépendent principalement de la quantité de liquide qu'ils avalent, et du temps qui s'écoule entre chaque évacuation. L'aversion qu'ils ont pour le mouvement fait qu'ils gardent souvent leurs eaux pendant longtemps, pendant douze ou quinze heures, par exemple, et quelquefois davantage. Ils se plaignent rarement du ventre; à la vérité ils en parlent lorsqu'il veulent se plaindre d'envie de vomir; mais si on leur demande de montrer la partie qui souffre, c'est toujours sur l'estomac qu'ils portent la main. Dans les affections vermineuses, cela ne se passe pas toujours ainsi; alors et dans les accidens qui accompagnent la dentition, les spasmes sont beaucoup plus fréquens que dans la maladie que je décris. Les enfans sujets aux convulsions, en sont quelquefois attaqués peu de jours avant de mourir; quelquefois elles durent pendant vingt-quatre heures sans discontinuer, et jusqu'à ce qu'ils expirent; mais ceci n'est rien moins que constant.

Son caractère le plus assuré se dessine d'une manière qui n'est alors que trop évidente, lorsqu'on voit se succéder les symptômes qui accompagnent ordinairement une violente dépression du crâne; lorsqu'une affection comateuse s'empare du cerveau, et diminue, par degrés, toutes les facultés qu'elle finit par éteindre entièrement, soit en excitant quelques mouvemens spasmodiques violens, soit en épuisant les forces de la vie.

J'appellerai, avec le D.r Whytt, cette maladie *hydrocéphale interne* (1), ou hydropisie des ventricules du cerveau, jusqu'à ce qu'on lui ait donné un nom plus convenable. Je ne suis

(1) D'après le description qui précède, je pense qu'on ne confondra point cette maladie, dont le caractère est aigu et les symptômes bien tranchés, avec l'hydrocéphale chronique, qui est toujours accompagnée d'une dilatation des os du crâne, et qui est essentiellemant mortelle. Je ne fais cette remarque que pour certains lecteurs, sachant parfaitement qu'elle est inutile à d'autres : car si ces deux maladies semblent se rapprocher par leur nom, leur siége, leur cause prochaine, elles diffèrent bien sensiblement l'une de l'autre par leurs causes éloignées. les circonstances qui les accompagnent, la durée, la terminaison et les effets.

pas encore assez bien informé pour décider quelles sont les causes éloignées qui la produisent. Je soumets à l'examen des gens de l'art, la question de savoir si la rupture d'un vaisseau lymphatique n'est point sa cause prochaine la plus commune. C'est une affection qui se manifeste, autant que j'ai pu m'en assurer par l'observation, plus souvent chez les enfans vifs, actifs et sains (1), que chez ceux chez lesquels l'absorption paroît être affoiblie et dérangée par une indisposition précédente.

Je crois même que si nous considérons les petits tours de souplesse sans nombre auxquels les enfans des deux sexes sont disposés, nous ne serons pas étonnés qu'un vaisseau d'un tissu aussi délicat puisse se rompre dans quelques occasions. Je penche davantage pour cette opinion depuis que je connois la marche qu'a suivie cette maladie dans le plus grand nombre des cas que j'ai observés; depuis que j'ai réfléchi aux choses qui y sont *utiles* et *nuisibles (juvantia et lœdentia);* enfin d'après cette circonstance générale-

---

(1) Cette remarque de M. Fothergill, qui est en général exacte et vraie, me paroît très-propre à rendre moins timide sur l'emploi de la saignée; il semble même que ce soit un motif pour la conseiller, sans crainte de nuire aux malades, surtout dans le principe de la maladie.

ment vraie, que chez les individus forts et vigoureux elle est plus promptement fatale que chez ceux d'une complexion foible et maladive, quoique ses dispositions n'en soient peut-être pas moins actives alors. J'ai été instruit quelquefois qu'on croyoit pouvoir attribuer son origine à un saut considérable sur un pavé solide, à une chute, ou à un exercice assez rude. Quelque favorables que soient ces raisons à l'opinion précédemment émise, je ne les propose cependant qu'avec défiance, et seulement dans la vue de provoquer des recherches ultérieures.

Si je vous rapportois les différentes tentatives que j'ai faites pour guérir cette maladie, tant seul, que conjointement avec plusieurs des plus habiles hommes de l'art, cela me conduiroit au-delà des bornes que vous avez droit de me fixer. Il suffira de vous dire que toutes les fois que je suis appelé pour un malade de cette espèce, qui est aux premières périodes de ce mal, je procède de la même manière que si on pouvoit en attribuer la cause aux vers, ou à quelqu'autre irritation capable d'être dissipée.

J'administre trois ou quatre grains de calomel (1) ou davantage, selon l'âge et la constitution du sujet, avec la rhubarbe et la poudre

(1) On peut employer, dans la même vue, le jalap avec

de scammonée composée, afin de vider les intestins, s'ils n'ont pas été suffisamment évacués précédemment. On peut, lorsque l'estomac paroît surchargé, y joindre un quart ou un demi-grain de tartre émétique (1), et laver avec une boisson appropriée à cet effet.

Après cela, il paroît prudent d'abattre le vomissement à l'aide de remèdes salins et absorbans, auxquels on ajoute quelques gouttes de teinture thébaïque, selon que le cas l'exige; on donne du bouillon, une légère décoction de râpures de corne de cerf, et d'autres choses propres à soutenir, suivant que cela paroît nécessaire.

On fait prendre les vermifuges en lavemens, et par fois de petites doses d'anodins. On peut se servir d'une décoction de semence de santoline, avec trente ou quarante gouttes d'huile

---

le mercure doux, ou bien la crême de tartre unie à la gomme-gutte.

(1) Cette quantité de tartrite de potasse ant. que conseille ici le D.r Fothergill, paroîtra sans doute insuffisante à ceux qui, comme moi, ont vu des cas où l'on étoit obligé de porter la dose de ce remède à douze ou quinze grains chez des sujets d'un âge peu avancé. Toutefois elle peut suffire dans le principe de la maladie, et lorsque la sensibilité n'a point encore éprouvé de diminution notable.

de térébenthine, dans trois ou quatre onces de bouillon, ou bien d'aloës bouilli dans du lait. Tous les médicamens échauffans paroissent aggraver cette maladie, ainsi que la chaleur des appartemens.

Si elle est produite par la présence des vers, les symptômes deviennent le plus ordinairement stationaires après ce traitement, et en le répétant à des intervalles convenables, elle cesse bientôt; mais si, au lieu de continuer et de diminuer, ils augmentent après que l'on a répété avec prudence ces remèdes, ou d'autres que différens praticiens ont trouvés utiles dans les cas de vers, il y a tout lieu de croire que la maladie a un caractère funeste, et que les efforts les plus énergiques et les mieux dirigés n'apporteront probablement aucun soulagement.

Il ne faut toutefois pas cesser de chercher à mitiger les symptômes les plus urgens, en employant tout les moyens qui sont en notre pouvoir. L'application des vésicatoires, des sinapismes, les embrocations (1) extérieures; les antispasmodiques (2) les moins échauffans donnés à

(1) On a surtout vanté les frictions mercurielles et la salivation qu'elles produisent.

(2) L'éther sulfurique, le camphre, le *musc*, la *valériane*, l'opium, etc.

l'intérieur (1) ; et la précaution de délivrer, dans tous les temps et autant que possible, les intestins des impuretés qu'ils contiennent, fourniront peut-être des moyens suffisans pour satisfaire aux indications raisonnables qui se présentent.

Il est presque inutile d'avertir les personnes de l'art qu'elles doivent saisir toutes les occasions favorables d'examiner les cadavres. Quoique cette affection paroisse dangereuse et même incurable aujourd'hui que nous ne connoissons que son siége et sa terminaison fatale, nous ne devons pas désespérer de remonter jusqu'à sa source, d'en déterminer les causes, et de fixer son caractère avec plus de précision : au reste, en la traitant de la manière susmentionnée, nous ne perdons aucun avántage, nous sommes presque sûrs de réussir s'il n'y a que des vers; dans le cas contraire, nous la traitons du moins d'après la méthode la plus raisonnable ; nous augmentons toutes les sécrétions, et par conséquent nous empêchons de

---

(1) Les diurétiques, les sternutatoires, les masticatoires âcres.

A une période avancée de la maladie, le vin et surtout le vin d'Espagne est utile et agréable aux malades ; on peut en porter la dose à une demi-once, d'heure en heure, comme l'a fait avec succès M. Odier.

tout notre pouvoir la quantité de fluide extravasé de s'accroître (1).

D'après la description précédente, il ne sera pas difficile de rendre raison des symptômes de l'hydrocéphale; et il ne paroîtra pas surprenant que les sujets qui en sont atteints, meurent de même manière que ceux qui périssent par un enfoncement du crâne; car il y a très-peu de différence entre la compression qui va de la circonférence du cerveau à son centre, et celle qui est produite dans ses cavités intérieures, par un fluide qui repousse avec force leurs parois et le cerveau lui même contre les os du crâne. Selon les renseignemens que fournissent les malheureux malades eux-mêmes, la douleur qu'ils ressentent n'est point vive et piquante, ni sembla-

---

(1) Le D.r Fothergill ne dit rien de la saignée; il paroît cependant que, lorsqu'on l'emploie à propos et à temps, elle est d'une utilité marquée et même supérieure à tous les remèdes connus jusqu'ici. On préfère à la saignée générale celle faite par le moyen des sangsues appliquées derrière les oreilles, à la nuque, aux tempes; les scarifications au cou, l'incision de la veine jugulaire, de l'artère temporale. Ce moyen de thérapeutique mérite la plus grande considération, surtout s'il est vrai, comme on l'a dit et imprimé récemment en Angleterre, qu'un médecin de cette nation a guéri cinq malades sur six, à l'aide de copieuses évacuations de sang.

ble à celle du clou ou de l'inflammation ; mais, quoique aiguë, elle est tensive, et comme si elle ouvroit la tête.

Après la lecture de ce mémoire à la Société Médicale, le D.[r] Huck me dit qu'il croyoit que cette maladie n'étoit point particulière aux enfans, ou à ceux qui n'avoient point encore passé l'âge de la puberté ; car il se persuadoit l'avoir rencontrée deux ou trois fois chez des adultes, et il me remit l'observation suivante, dans laquelle la dissection du cadavre met son opinion hors de doute.

Hannah Hargrave, âgée de trente ans, fut admise dans l'hôpital de Middlesex, le 25 octobre 1768 ; elle étoit extrêmement languissante, et si oppressée qu'elle ne pouvoit donner un détail distinct de son mal. Elle dit qu'elle avoit été malade durant une semaine ; que sa principale souffrance étoit une douleur de tête atroce, accompagnée du vomissement de tout ce qu'elle prenoit et de matières verdâtres. Elle étoit constipée, étourdie, altérée, éprouvoit de violentes palpitations, et ne pouvoit goûter de sommeil. La chaleur de son corps n'étoit pas plus considérable qu'en santé ; son pouls battoit 78 fois par minute : elle avoit ses règles à cette époque. Aucun des moyens qu'on employa ne lui procura de soulagement : le mal de tête, le vomissement, quoique moins fréquens, continuèrent, de même que la perte du sommeil. Le 4 de novembre elle délira, poussa des soupirs et des gémissemens presque continuels; les pupilles de ses yeux étoient tellement dilatées que je crus qu'il lui étoit impossible de voir. Le 5, j'observai pour la première fois le strabisme; elle chassoit aux mouches; ses dents étoient encroûtées, mais sa langue n'étoit pas très-sèche; son pouls étoit presque semblable à celui d'une personne en santé. Le 6, elle parut beaucoup plus mal, continua de murmurer et de se plaindre, sans avoir de sommeil, et lâcha ses urines involontairement : son pouls battoit 88 fois par minute. Elle mourut le 7, et son corps fut ouvert par M. Tickel, chirurgien de la maison, en présence de plusieurs élèves et sous mes yeux. On n'y trouva rien de remarquable, qu'environ quatre onces de sérosité dans les ventricules du cerveau, et une quantité de liquide plus considérable qu'à l'ordinaire dans le canal des vertèbres.

J'ai vu aussi dernièrement deux cas à peu près de la même espèce chez deux femmes. La première, âgée d'environ dix-sept ans, étoit célibataire; la seconde, âgée de vingt-cinq ans, étoit mariée. Elles avoient joui toutes les deux en apparence d'une bonne santé, jusqu'au moment où elles éprouvèrent des symptômes, qui avoient une grande ressemblance avec ceux décrits par le D.r Huck. Quoique cette opinion n'ait pu être confirmée par la dissection, il y a cependant tout lieu de croire, d'après la similitude des symptômes, que cette maladie n'est point uniquement bornée au jeune âge.



FIN.

IMPRIMERIE DE FAIN ET COMPAGNIE,
RUE SAINT-HYACINTHE SAINT-MICHEL, N.° 25.

www.ingramcontent.com/pod-product-compliance
Ingram Content Group UK Ltd.
Pitfield, Milton Keynes, MK11 3LW, UK
UKHW020219200726
13856UKWH00004B/1496